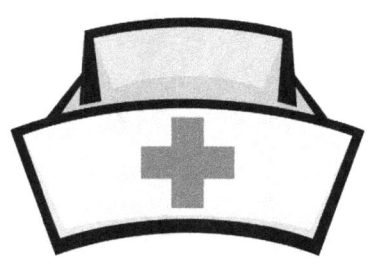

AGENDA

2019

ESTA AGENDA PERTENECE A:

_____

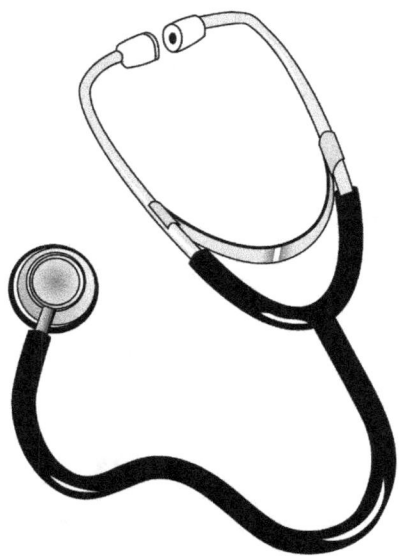

2019

ENERO

D	L	M	M	J	V	S
		1	2	3	4	5
6	7	8	9	10	11	12
13	14	15	16	17	18	19
20	21	22	23	24	25	26
27	28	29	30	31		

FEBRERO

D	L	M	M	J	V	S
					1	2
3	4	5	6	7	8	9
10	11	12	13	14	15	16
17	18	19	20	21	22	23
24	25	26	27	28		

MARZO

D	L	M	M	J	V	S
					1	2
3	4	5	6	7	8	9
10	11	12	13	14	15	16
17	18	19	20	21	22	23
24	25	26	27	28	29	30
31						

ABRIL

D	L	M	M	J	V	S
	1	2	3	4	5	6
7	8	9	10	11	12	13
14	15	16	17	18	19	20
21	22	23	24	25	26	27
28	29	30				

MAYO

D	L	M	M	J	V	S
			1	2	3	4
5	6	7	8	9	10	11
12	13	14	15	16	17	18
19	20	21	22	23	24	25
26	27	28	29	30	31	

JUNIO

D	L	M	M	J	V	S
						1
2	3	4	5	6	7	8
9	10	11	12	13	14	15
16	17	18	19	20	21	22
23	24	25	26	27	28	29
30						

JULIO

D	L	M	M	J	V	S
	1	2	3	4	5	6
7	8	9	10	11	12	13
14	15	16	17	18	19	20
21	22	23	24	25	26	27
28	29	30	31			

AGOSTO

D	L	M	M	J	V	S
				1	2	3
4	5	6	7	8	9	10
11	12	13	14	15	16	17
18	19	20	21	22	23	24
25	26	27	28	29	30	31

SEPTIEMBRE

D	L	M	M	J	V	S
1	2	3	4	5	6	7
8	9	10	11	12	13	14
15	16	17	18	19	20	21
22	23	24	25	26	27	28
29	30					

OCTUBRE

D	L	M	M	J	V	S
		1	2	3	4	5
6	7	8	9	10	11	12
13	14	15	16	17	18	19
20	21	22	23	24	25	26
27	28	29	30	31		

NOVIEMBRE

D	L	M	M	J	V	S
					1	2
3	4	5	6	7	8	9
10	11	12	13	14	15	16
17	18	19	20	21	22	23
24	25	26	27	28	29	30

DICIEMBRE

D	L	M	M	J	V	S
1	2	3	4	5	6	7
8	9	10	11	12	13	14
15	16	17	18	19	20	21
22	23	24	25	26	27	28
29	30	31				

UNA VERDADERA

Maravillosa

❀ ENFERMERA ❀

ES ♡

DIFICIL DE ENCONTRAR

➤➤➤—————➤

Imposible

DE

OLVIDAR

ENERO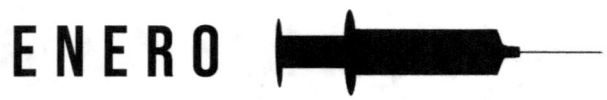

DOMINGO	LUNES	MARTES	MIERCOLES
		1	2
6	7	8	9
13	14	15	16
20	21	22	23
27	28	29	30

JUEVES	VIERNES	SABADO	NOTAS
3	4	5	
10	11	12	
17	18	19	
24	25	26	
31			

FEBRERO

DOMINGO	LUNES	MARTES	MIERCOLES
3	4	5	6
10	11	12	13
17	18	19	20
24	25	26	27

2019

JUEVES	VIERNES	SABADO	NOTAS
	1	2	
7	8	9	
14	15	16	
21	22	23	
28			

MARZO

DOMINGO	LUNES	MARTES	MIERCOLES
3	4	5	6
10	11	12	13
17	18	19	20
24 / 31	25	26	27

2019

JUEVES	VIERNES	SABADO	NOTAS
	1	2	
7	8	9	
14	15	16	
21	22	23	
28	29	30	

ABRIL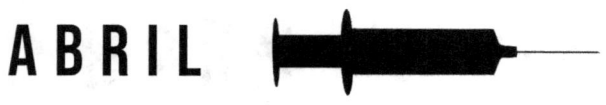

DOMINGO	LUNES	MARTES	MIERCOLES
	1	2	3
7	8	9	10
14	15	16	17
21	22	23	24
28	29	30	

2019

JUEVES	VIERNES	SABADO	NOTAS
4	5	6	
11	12	13	
18	19	20	
25	26	27	

MAYO

DOMINGO	LUNES	MARTES	MIERCOLES
			1
5	6	7	8
12	13	14	15
19	20	21	22
26	27	28	29

2019

JUEVES	VIERNES	SABADO	NOTAS
2	3	4	
9	10	11	
16	17	18	
23	24	25	
30	31		

JUNIO

DOMINGO	LUNES	MARTES	MIERCOLES
2	3	4	5
9	10	11	12
16	17	18	19
23 / 30	24	25	26

2019

JUEVES	VIERNES	SABADO	NOTAS
		1	
6	7	8	
13	14	15	
20	21	22	
27	28	29	

JULIO

DOMINGO	LUNES	MARTES	MIERCOLES
	1	2	3
7	8	9	10
14	15	16	17
21	22	23	24
28	29	30	31

2019

JUEVES	VIERNES	SABADO	NOTAS
4	5	6	
11	12	13	
18	19	20	
25	26	27	

AGOSTO

DOMINGO	LUNES	MARTES	MIERCOLES
4	5	6	7
11	12	13	14
18	19	20	21
25	26	27	28

2019

JUEVES	VIERNES	SABADO	NOTAS
1	2	3	
8	9	10	
15	16	17	
29	30	31	

SEPTIEMBRE

DOMINGO	LUNES	MARTES	MIERCOLES
1	2	3	4
8	9	10	11
15	16	17	18
22	23	24	25
29	30		

2019

JUEVES	VIERNES	SABADO	NOTAS
5	6	7	
12	13	14	
19	20	21	
26	27	28	

OCTUBRE

DOMINGO	LUNES	MARTES	MIERCOLES
		1	2
6	7	8	9
13	14	15	16
20	21	22	23
27	28	29	30

2019

JUEVES	VIERNES	SABADO	NOTAS
3	4	5	
10	11	12	
17	18	19	
24	25	26	
31			

NOVIEMBRE

DOMINGO	LUNES	MARTES	MIERCOLES
3	4	5	6
10	11	12	13
17	18	19	20
24	25	26	27

2019

JUEVES	VIERNES	SABADO	NOTAS
	1	2	
7	8	9	
14	15	16	
21	22	23	
28	29	30	

DICIEMBRE

DOMINGO	LUNES	MARTES	MIERCOLES
1	2	3	4
8	9	10	11
15	16	17	18
22	23	24	25
29	30	31	

2019

JUEVES	VIERNES	SABADO	NOTAS
5	6	7	
12	13	14	
19	20	21	
26	27	28	

MI VISION PARA EL 2019

MIS METAS PARA EL 2019

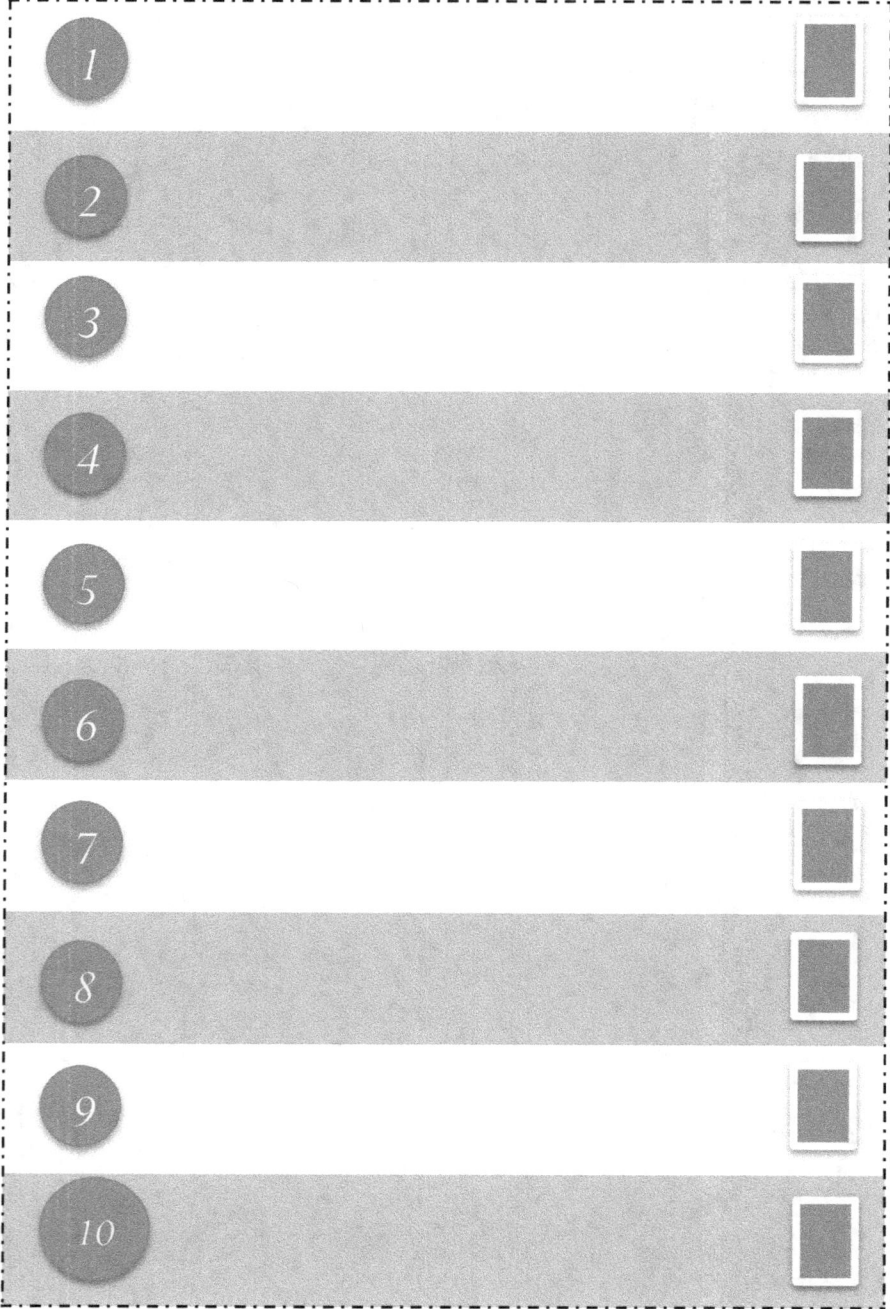

CUMPLEAÑOS

ENERO	FEBRERO	MARZO

ABRIL	MAYO	JUNIO

JULIO	AGOSTO	SEPTIEMBRE

OCTUBRE	NOVIEMBRE	DICIEMBRE

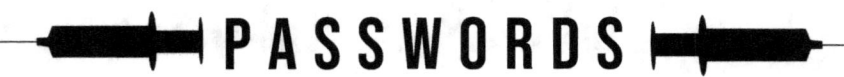

PASSWORDS

WEB	USERNAME	PASSWORD

PASSWORDS

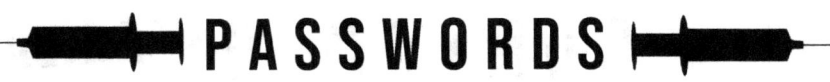

WEB	USERNAME	PASSWORD

CONTACTOS

NOMBRE	TELEFONO	EMAIL

CONTACTOS

NOMBRE	TELEFONO	EMAIL

DICIEMBRE

Semana 1

12/31/18 al 01/06/19

○ 31. LUNES

PRIORIDADES

_____
_____

○ 1. MARTES

_____
_____
_____
_____

○ 2. MIERCOLES

COSAS QUE HACER:

_____
_____

○ 3. JUEVES

_____
_____
_____
_____

○ 4.VIERNES

_____
_____
_____
_____

○ 5. SABADO /6. DOMINGO

_____
_____
_____

ENERO

Semana 2

01/07/19 al 01/13/19

○ 7. LUNES

PRIORIDADES

_____

_____

○ 8. MARTES

_____

_____

_____

_____

○ 9. MIERCOLES

COSAS QUE HACER

_____

_____

○ 10. JUEVES

_____

_____

_____

_____

○ 11. VIERNES

_____

_____

_____

○ 12. SABADO/ 13. DOMINGO

_____

_____

_____

ENERO

Semana 3   01/14/19 al 01/20/19

○ 14. LUNES

PRIORIDADES

_____

_____

○ 15. MARTES   _____

_____

_____

_____

○ 16. MIERCOLES

COSAS QUE HACER

_____

_____

○ 17. JUEVES   _____

_____

_____

_____

○ 18. VIERNES   _____

_____

_____

_____

○ 19. SABADO / 20. DOMINGO   _____

_____

_____

ENERO

01/21/19 al 01/27/19

◯ 21. LUNES

PRIORIDADES

_____
_____
◯ 22. MARTES
_____
_____
_____
_____

◯ 23. MIERCOLES

COSAS QUE HACER

_____
_____
◯ 24. JUEVES
_____
_____
_____
_____
_____
◯ 25. VIERNES
_____
_____
_____
_____
◯ 26. SABADO / 27. DOMINGO
_____
_____
_____

ENERO

Semana 5

○ 28. LUNES

PRIORIDADES

_____

○ 29. MARTES

_____

_____

○ 30. MIERCOLES

COSAS QUE HACER

_____

○ 31. JUEVES

_____

_____

○ 1. VIERNES

_____

○ 2. SABADO / 3. DOMINGO

_____

FEBRERO

02/04/19 al 02/10/19

○ 4. LUNES

PRIORIDADES

_____

_____

○ 5. MARTES

_____

_____

_____

_____

○ 6. MIERCOLES

COSAS QUE HACER

_____

_____

○ 7. JUEVES

_____

_____

_____

_____

_____

○ 8. VIERNES

_____

_____

_____

_____

○ 9. SABADO / 10. DOMINGO

_____

_____

_____

FEBRERO

Semana 7   02/11/19 al 02/17/19

○ 11. LUNES

PRIORIDADES

_____

_____

○ 12. MARTES

_____

_____

_____

○ 13. MIERCOLES

COSAS QUE HACER

_____

_____

○ 14. JUEVES

_____

_____

_____

_____

○ 15. VIERNES

_____

_____

_____

_____

○ 16. SABADO / 17. DOMINGO

_____

_____

_____

FEBRERO

Semana 8

○ 18. LUNES

PRIORIDADES

_____

_____

○ 19. MARTES

_____

_____

_____

_____

○ 20. MIERCOLES

COSAS QUE HACER

_____

_____

○ 21. JUEVES

_____

_____

_____

_____

○ 22. VIERNES

_____

_____

_____

_____

○ 23. SABADO / 24. DOMINGO

_____

_____

_____

FEBRERO

Semana 9

02/25/19 al 03/03/19

○ 25. LUNES

PRIORIDADES

○ 26. MARTES

○ 27. MIERCOLES

COSAS QUE HACER

○ 28. JUEVES

○ 1. VIERNES

○ 2. SABADO/ 3. DOMINGO

MARZO

Semana 10

○ 4. LUNES

PRIORIDADES

_____

_____

○ 5. MARTES

_____

_____

_____

_____

○ 6. MIERCOLES

COSAS QUE HACER

_____

_____

○ 7. JUEVES

_____

_____

_____

_____

_____

○ 8. VIERNES

_____

_____

_____

_____

○ 9. SABADO / 10. DOMINGO

_____

_____

_____

_____

MARZO

Semana 11

03/11/19 al 03/17/19

○ 11. LUNES

PRIORIDADES

_____

_____

○ 12. MARTES

_____

_____

_____

○ 13. MIERCOLES

COSAS QUE HACER

_____

_____

○ 14. JUEVES

_____

_____

_____

_____

○ 15. VIERNES

_____

_____

_____

_____

○ 16. SABADO/ 17. DOMINGO

_____

_____

_____

MARZO

Semana 12

○ 18. LUNES

PRIORIDADES

○ 19. MARTES

○ 20. MIERCOLES

COSAS QUE HACER

○ 21. JUEVES

○ 22. VIERNES

○ 23. SABADO / 24. DOMINGO

MARZO

03/25/19 al 03/31/19

○ 25. LUNES

PRIORIDADES

_____

_____

○ 26. MARTES

_____

_____

_____

_____

○ 27. MIERCOLES

COSAS QUE HACER

_____

_____

○ 28. JUEVES

_____

_____

_____

_____

○ 29. VIERNES

_____

_____

_____

_____

○ 30. SABADO/ 31. DOMINGO

_____

_____

_____

ABRIL

04/01/19 al 04/07/19

○ 1. LUNES

PRIORIDADES

_____

_____

○ 2. MARTES

_____

_____

_____

_____

○ 3. MIERCOLES

COSAS QUE HACER

_____

_____

○ 4. JUEVES

_____

_____

_____

_____

○ 5. VIERNES

_____

_____

_____

_____

○ 6. SABADO / 7. DOMINGO

_____

_____

_____

ABRIL

Semana 15

04/08/19 al 04/14/19

○ 8. LUNES

PRIORIDADES

○ 9. MARTES

○ 10. MIERCOLES

COSAS QUE HACER

○ 11. JUEVES

○ 12. VIERNES

○ 13. SABADO/ 14. DOMINGO

ABRIL

Semana 16

04/15/19 al 04/21/19

○ 15. LUNES

PRIORIDADES

_____

_____

○ 16. MARTES

_____

_____

_____

_____

○ 17. MIERCOLES

COSAS QUE HACER

_____

_____

○ 18. JUEVES

_____

_____

_____

_____

○ 19. VIERNES

_____

_____

_____

_____

○ 20. SABADO/ 21. DOMINGO

_____

_____

_____

ABRIL

04/22/19 al 04/28/19

○ 22. LUNES

PRIORIDADES

_____

_____

○ 23. MARTES

_____

_____

_____

_____

○ 24. MIERCOLES

COSAS QUE HACER

_____

_____

○ 25. JUEVES

_____

_____

_____

_____

○ 26. VIERNES

_____

_____

_____

○ 27. SABADO / 28. DOMINGO

_____

_____

_____

ABRIL

Semana 18

04/29/19 al 05/05/19

○ 29. LUNES

PRIORIDADES

_____

_____

○ 30. MARTES

_____

_____

_____

_____

○ 1. MIERCOLES

COSAS QUE HACER

_____

_____

○ 2. JUEVES

_____

_____

_____

_____

○ 3. VIERNES

_____

_____

_____

_____

_____

○ 4. SABADO / 5. DOMINGO

_____

_____

_____

MAYO

Semana 19

05/06/19 al 05/12/19

○ 6. LUNES

PRIORIDADES

○ 7. MARTES

○ 8. MIERCOLES

COSAS QUE HACER

○ 9. JUEVES

○ 10. VIERNES

○ 11. SABADO / 12. DOMINGO

MAYO

Semana 20

05/13/19 al 05/19/19

○ 13. LUNES

PRIORIDADES

○ 14. MARTES

○ 15. MIERCOLES

COSAS QUE HACER

○ 16. JUEVES

○ 17. VIERNES

○ 18. SABADO/ 19. DOMINGO

MAYO

Semana 21

05/20/19 al 05/26/19

○ 20. LUNES

PRIORIDADES

○ 21. MARTES

○ 22. MIERCOLES

COSAS QUE HACER

○ 23. JUEVES

○ 24. VIERNES

○ 25. SABADO / 26. DOMINGO

MAYO

Semana 22

05/27/19 al 06/02/19

○ 27. LUNES

PRIORIDADES

_____

_____

○ 28. MARTES

_____

_____

_____

_____

○ 29. MIERCOLES

COSAS QUE HACER

_____

_____

○ 30. JUEVES

_____

_____

_____

_____

○ 31. VIERNES

_____

_____

_____

_____

○ 1. SABADO / 2. DOMINGO

_____

_____

_____

JUNIO

Semana 23

06/03/19 al 06/09/19

○ 3. LUNES

PRIORIDADES

○ 4. MARTES

○ 5. MIERCOLES

COSAS QUE HACER

○ 6. JUEVES

○ 7. VIERNES

○ 8. SABADO / 9. DOMINGO

JUNIO

Semana 24

○ 10. LUNES

PRIORIDADES

_____

_____

○ 11. MARTES

_____

_____

_____

_____

○ 12. MIERCOLES

COSAS QUE HACER

_____

_____

○ 13. JUEVES

_____

_____

_____

_____

○ 14. VIERNES

_____

_____

_____

_____

○ 15. SABADO / 16. DOMINGO

_____

_____

_____

JUNIO

Semana 25

○ 17. LUNES

PRIORIDADES

○ 18. MARTES

○ 19. MIERCOLES

COSAS QUE HACER

○ 20. JUEVES

○ 21. VIERNES

○ 22. SABADO / 23. DOMINGO

JUNIO

Semana 26

○ 24. LUNES

PRIORIDADES

_____

_____

○ 25. MARTES

_____

_____

_____

_____

○ 26. MIERCOLES

COSAS QUE HACER

_____

_____

○ 27. JUEVES

_____

_____

_____

_____

○ 28. VIERNES

_____

_____

_____

_____

○ 29. SABADO/ 30. DOMINGO

_____

_____

_____

JULIO

Semana 27

07/01/19 al 07/07/19

○ 1. LUNES

PRIORIDADES

_____

_____

○ 2. MARTES

_____

_____

_____

_____

○ 3. MIERCOLES

COSAS QUE HACER

_____

_____

○ 4. JUEVES

_____

_____

_____

_____

_____

○ 5. VIERNES

_____

_____

_____

_____

_____

○ 6. SABADO / 7. DOMINGO

_____

_____

_____

JULIO

Semana 28

○ 8. LUNES

PRIORIDADES

_____

_____

○ 9. MARTES

_____

_____

_____

_____

○ 10. MIERCOLES

COSAS QUE HACER

_____

_____

○ 11. JUEVES

_____

_____

_____

_____

○ 12. VIERNES

_____

_____

_____

_____

○ 13. SABADO / 14. DOMINGO

_____

_____

_____

JULIO

Semana 29

07/15/19 al 07/21/19

○ 15. LUNES

PRIORIDADES

○ 16. MARTES

○ 17. MIERCOLES

COSAS QUE HACER

○ 18. JUEVES

○ 19. VIERNES

○ 20. SABADO / 21. DOMINGO

JULIO

Semana 30

○ 22. LUNES

PRIORIDADES

_____

_____

○ 23. MARTES

_____

_____

_____

_____

○ 24. MIERCOLES

COSAS QUE HACER

_____

_____

○ 25. JUEVES

_____

_____

_____

_____

○ 26. VIERNES

_____

_____

_____

_____

○ 27. SABADO/ 28. DOMINGO

_____

_____

_____

JULIO

Semana 31

07/29/19 al 08/04/19

○ 29. LUNES

PRIORIDADES

○ 30. MARTES

○ 31. MIERCOLES

COSAS QUE HACER

○ 1. JUEVES

○ 2. VIERNES

○ 3. SABADO / 4. DOMINGO

AGOSTO

Semana 32

○ 5. LUNES

PRIORIDADES

_____

_____

○ 6. MARTES

_____

_____

_____

_____

○ 7. MIERCOLES

_____

COSAS QUE HACER

_____

_____

○ 8. JUEVES

_____

_____

_____

_____

_____

○ 9. VIERNES

_____

_____

_____

_____

○ 10. SABADO/ 11. DOMINGO

_____

_____

_____

AGOSTO

Semana 33

08/12/19 al 08/18/19

○ 12. LUNES

PRIORIDADES

_____

_____

○ 13. MARTES

_____

_____

_____

_____

○ 14. MIERCOLES

COSAS QUE HACER

_____

_____

○ 15. JUEVES

_____

_____

_____

_____

○ 16. VIERNES

_____

_____

_____

_____

○ 17. SABADO/ 18. DOMINGO

_____

_____

_____

_____

AGOSTO

Semana 34

○ 19. LUNES

PRIORIDADES

○ 20. MARTES

○ 21. MIERCOLES

COSAS QUE HACER

○ 22. JUEVES

○ 23. VIERNES

○ 24. SABADO/ 25. DOMINGO

AGOSTO

Semana 35

08/26/19 al 09/01/19

○ 26. LUNES

PRIORIDADES

_____

_____

○ 27. MARTES

_____

_____

_____

_____

○ 28. MIERCOLES

COSAS QUE HACER

_____

_____

○ 29. JUEVES

_____

_____

_____

_____

○ 30. VIERNES

_____

_____

_____

_____

○ 31. SABADO / 1. DOMINGO

_____

_____

_____

SEPTIEMBRE

Semana 36   09/02/19 al 09/08/19

○ 2. LUNES

                                                         PRIORIDADES

_____   _____

                                                         _____

○ 3. MARTES   _____

                                                         _____

                                                         _____

_____

○ 4. MIERCOLES

                                                         COSAS QUE HACER

                                                         _____

_____   _____

○ 5. JUEVES   _____

                                                         _____

                                                         _____

_____   _____

○ 6. VIERNES   _____

                                                         _____

                                                         _____

_____   _____

○ 7. SABADO/ 8. DOMINGO   _____

                                                         _____

                                                         _____

_____   _____

SEPTIEMBRE

Semana 37

09/09/19 al 09/15/19

○ 9. LUNES

PRIORIDADES

○ 10. MARTES

○ 11. MIERCOLES

COSAS QUE HACER

○ 12. JUEVES

○ 13. VIERNES

○ 14. SABADO/ 15. DOMINGO

SEPTIEMBRE

Semana 38

09/16/19 al 09/22/19

○ 16. LUNES

PRIORIDADES

○ 17. MARTES

○ 18. MIERCOLES

COSAS QUE HACER

○ 19. JUEVES

○ 20. VIERNES

○ 21. SABADO / 22. DOMINGO

SEPTIEMBRE

Semana 39

09/23/19 al 09/29/19

○ 23. LUNES

PRIORIDADES

○ 24. MARTES

○ 25. MIERCOLES

COSAS QUE HACER

○ 26. JUEVES

○ 27. VIERNES

○ 28. SABADO / 29. DOMINGO

SEPTIEMBRE

Semana 40   09/30/19 al 10/06/19

○ 30. LUNES

PRIORIDADES

_____

_____

○ 1. MARTES

_____

_____

_____

_____

○ 2. MIERCOLES

COSAS QUE HACER

_____

_____

○ 3. JUEVES

_____

_____

_____

_____

○ 4. VIERNES

_____

_____

_____

_____

_____

○ 5. SABADO / 6. DOMINGO

_____

_____

_____

OCTUBRE

Semana 41

10/07/19 al 10/13/19

○ 7. LUNES

PRIORIDADES
_____
_____
○ 8. MARTES _____
_____
_____
_____

○ 9. MIERCOLES

COSAS QUE HACER
_____
_____
○ 10. JUEVES _____
_____
_____
_____
_____
○ 11. VIERNES _____
_____
_____
_____
_____
○ 12. SABADO/ 13. DOMINGO _____
_____
_____
_____

OCTUBRE

Semana 42

○ 14. LUNES

PRIORIDADES

○ 15. MARTES

○ 16. MIERCOLES

COSAS QUE HACER

○ 17. JUEVES

○ 18. VIERNES

○ 19. SABADO / 20. DOMINGO

OCTUBRE

Semana 43

10/21/19 al 10/27/19

○ 21. LUNES

PRIORIDADES

_____

_____

_____

○ 22. MARTES

_____

_____

_____

_____

○ 23. MIERCOLES

COSAS QUE HACER

_____

_____

○ 24. JUEVES

_____

_____

_____

_____

○ 25. VIERNES

_____

_____

_____

_____

○ 26. SABADO / 27. DOMINGO

_____

_____

_____

OCTUBRE

Semana 44

10/28/19 al 11/03/19

○ 28. LUNES

PRIORIDADES

○ 29. MARTES

○ 30. MIERCOLES

COSAS QUE HACER

○ 31. JUEVES

○ 1. VIERNES

○ 2. SABADO / 3. DOMINGO

NOVIEMBRE

Semana 45

11/04/19 al 11/10/19

○ 4. LUNES

PRIORIDADESIES

○ 5. MARTES

○ 6. MIERCOLES

COSAS QUE HACER

○ 7. JUEVES

○ 8. VIERNES

○ 9. SABADO/ 10. DOMINGO

NOVIEMBRE

Semana 46

11/11/19 al 11/17/19

○ 11. LUNES

PRIORIDADES

_____

○ 12. MARTES

_____

_____

_____

_____

_____

○ 13. MIERCOLES

COSAS QUE HACER

_____

_____

○ 14. JUEVES

_____

_____

_____

_____

○ 15. VIERNES

_____

_____

_____

_____

_____

○ 16. SABADO / 17. DOMINGO

_____

_____

_____

NOVIEMBRE

Semana 47

11/18/19 al 11/24/19

○ 18. LUNES

PRIORIDADES

_____
_____
○ 19. MARTES _____
_____
_____
_____

○ 20. MIERCOLES

COSAS QUE HACER

_____
_____
○ 21. JUEVES _____
_____
_____
_____
_____
○ 22. VIERNES _____
_____
_____
_____
○ 23. SABADO / 24. DOMINGO _____
_____
_____
_____

NOVIEMBRE

Semana 48

11/25/19 al 12/01/19

○ 25. LUNES

PRIORIDADES

○ 26. MARTES

○ 27. MIERCOLES

COSAS QUE HACER

○ 28. JUEVES

○ 29. VIERNES

○ 30. SABADO/ 1. DOMINGO

DICIEMBRE

Semana 49

12/02/19 al 12/08/19

○ 2. LUNES

PRIORIDADES

_____

_____

○ 3. MARTES

_____

_____

_____

_____

○ 4. MIERCOLES

COSAS QUE HACER

_____

○ 5. JUEVES

_____

_____

_____

○ 6. VIERNES

_____

_____

_____

_____

○ 7. SABADO / 8. DOMINGO

_____

_____

DICIEMBRE

Semana 50

12/09/19 al 12/15/19

○ 9. LUNES

PRIORIDADES

_____

_____

○ 10. MARTES

_____

_____

_____

_____

○ 11. MIERCOLES

COSAS QUE HACER

_____

_____

○ 12. JUEVES

_____

_____

_____

_____

○ 13. VIERNES

_____

_____

_____

_____

○ 14. SABADO/ 15. DOMINGO

_____

_____

_____

DICIEMBRE

Semana 51

12/16/19 al 12/22/19

○ 16. LUNES

PRIORIDADES

_____

_____

○ 17. MARTES

_____

_____

_____

_____

○ 18. MIERCOLES

COSAS QUE HACER

_____

_____

○ 19. JUEVES

_____

_____

_____

_____

○ 20. VIERNES

_____

_____

_____

_____

○ 21. SABADO / 22. DOMINGO

_____

_____

_____

DICIEMBRE

Semana 52

12/23/19 al 12/29/19

○ 23. LUNES

PRIORIDADES

_____

○ 24. MARTES

_____

_____

_____

_____

○ 25. MIERCOLES

COSAS QUE HACER

_____

_____

○ 26. JUEVES

_____

_____

_____

_____

○ 27. VIERNES

_____

_____

_____

_____

○ 28. SABADO / 29. DOMINGO

_____

_____

_____

DICIEMBRE

12/30/19 al 01/05/20

○ 30. MONDAY

PRIORIDADES

_____
_____
_____
_____
_____
_____

○ 31. TUESDAY

○ 1. WEDNESDAY

COSAS QUE HACER

_____
_____
_____
_____
_____
_____

○ 2. THURSDAY

_____
_____
_____

○ 3. FRIDAY

_____
_____
_____

○ 4. SATURDAY / 5. SUNDAY

_____
_____
_____

NOTAS

NOTAS

NOTAS

NOTAS

NOTAS

NOTAS

NOTAS

NOTAS

NOTAS

NOTAS

NOTAS